AF404523

LETTRE

SUR L'EMPLOI

DES GRANDES VENTOUSES

De Dérivation,

OU

APPAREILS

PNEUMATO - HÉMOSPASIQUES,

ET SUR LEUR APPLICATION

au Traitement des Maladies;

PAR

LE Dr LETELLIER,

ex-Chirurgien militaire.

1841.

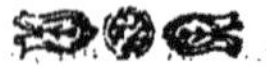

A partir du 1er Juin 1841, le Dr LETELLIER fera chez lui (rue d'Argenteuil, No 45), l'application **gratuite** *de ses grandes Ventouses de Dérivation, aux malades indigens que ses confrères voudront bien lui adresser.*

Cette opération aura lieu sous leur direction ou sur leur prescription, **tous les Jeudis et Diman-ches,** *de midi à quatre heures.*

En outre le Dr LETELLIER mettra à la disposition de Messieurs les Médecins, une **Chambre à air comprimé,** *à l'aide de laquelle on pourra modifier ou doubler les proportions des principes constitutifs de l'atmosphère.*

LETTRE

SUR L'EMPLOI

DES GRANDES VENTOUSES

De Dérivation.

------&+&------

MONSIEUR ,

Dans une lettre que j'eus l'honneur de vous adresser, il y a plusieurs mois, je vous fis connaître que je prenais l'engagement formel de renoncer à toute clientèle, pour me consacrer *exclusivement* à la chirurgie dépendante de la médecine et que j'ai appelée *magistrale*, par analogie avec les préparations pharmaceutiques faites *illico*.

Au nombre des moyens chirurgicaux que la médecine
appelle à son aide, tels que la saignée, le moxa, le séton,
les ventouses sèches ou scarifiées, etc., l'emploi des *ventouses monstres*, nommées *appareils hémospasiques*,
est devenu, dans ces derniers temps, d'une application
fréquente et en diverses circonstances ; la médecine pratique
a trouvé en lui un utile et puissant auxiliaire. Aussi, je ne
puis tarder plus longtemps à appeler votre attention sur cet
adjuvant thérapeutique, trop nouveau pour être pratiquement connu de tous ; trop nouveau encore, même pour ceux
qui l'emploient journellement, pour qu'ils puissent poser
les bornes de sa puissance et indiquer toujours avec justesse
quels sont ses effets et les résultats de son action, qui d'ailleurs varient selon les mille circonstances dans lesquelles on
en fait l'application, et aussi selon l'idosyncrasie des individus.

Depuis assez peu de temps j'ai pris, j'ai créé à Paris,
qu'on me permette de le dire, la modeste spécialité chirurgicale à laquelle je me consacre *exclusivement*. Riche
d'un grand nombre d'expériences antérieures, je n'ai pu cependant recueillir encore assez de faits pour établir un système complet de doctrines sur l'emploi des grandes ventouses

de dérivation ; d'ailleurs, beaucoup d'entre nos confrères,
selon les dispositions de leur esprit ou de leur caractère,
hésitent ou se refusent à employer mes appareils : j'en ren-
contre même qui les connaissent à peine par ouï dire, et
qui dédaignent de les voir ou de les appliquer. A côté de
ces sceptiques méfians, il en est qui, par un excès contraire,
ont voulu et voudraient encore faire de l'hémospasie la pa-
nacée universelle. Ces prétentions exagérées, qu'il est inu-
tile de combattre, nuisent au lieu d'aider à la propagation
de ce moyen thérapeutique.

Promettre des cures mensongères, que la raison et la lo-
gique médicale ne peuvent comprendre ni expliquer, re-
later des guérisons, les donner comme siennes quand on
n'a été que le bras d'une volonté plus intelligente ; s'attri-
buer le mérite et les résultats d'une prescription faite par un
confrère, et qu'on avait seulement mission d'exécuter, est
un procédé peu loyal ; et jamais personne ne pourra me faire
ce reproche.

Je serai donc heureux, car je m'en crois digne, de mé-
riter assez la confiance de mes confrères pour être appelé
par eux. Les habitudes de toute ma vie et mon caractère

connu, leur sont un sûr garant que je n'oublierai jamais l'engagement que j'ai publiquement pris vis-à-vis de tous, et envers moi-même de rester et d'être toujours le *chirur-gien magistral !*

Après cette profession de foi, ce que je crains n'est pas qu'on puisse douter de ma probité médicale, mais de l'effi-cacité des résultats obtenus à l'aide de mes appareils pneu-mato-hémospasiques. Je vais donc essayer de vous rassurer sur ce point; et c'est le faire que de vous dire que les meil-leurs esprits de notre école en prescrivent journellement l'emploi. Des noms tels que ceux de MM. Andral, Auvily, Bouillaud, Baron, Cruveilhier, Carron du Villards, Deleau jeune, Hérisson, Lebreton, Marjolin, Rostan, Trousseau, etc., sont une puissante recommandation en toutes choses; que sera-ce donc quand déjà une chose se recommande par elle-même à l'étude et à l'observation des médecins? M. Trous-seau surtout, dans sa nombreuse et haute clientèle, a retiré de ce moyen les avantages les plus heureux et les plus cons-tans.

Mais avant de faire ressortir les nombreux et incontesta-bles avantages des Appareils pneumato-hémospasiques, per-

mettez-moi d'en retracer rapidement ici l'apparition et l'his-
toire.

Au mois d'août 1833, le D' Junod inséra , à la fin de sa
thèse, une très courte notice sur des appareils de son inven-
tion, qu'il appelait alors *Thermo-pneumatiques*, appareils dans lesquels un ou plusieurs membres, ou la totalité du
corps moins la tête, pouvaient être contenus. Le nom vous
indique tout d'abord l'intention et le but de l'auteur. Ces
appareils étaient munis de deux robinets qui servaient l'un
à opérer le vide, l'autre à donner entrée à des vapeurs médi-
camenteuses

Ces appareils, employés d'abord à l'Hôtel-Dieu dans le
service de M. Bally, en 1832, à l'époque où l'on cherchait à
combattre le choléra par tous les moyens, n'eurent pas tout
le succès que s'en promettait l'inventeur. Le vide ne pou-
vant être facilement obtenu, puisque l'introduction de la
vapeur devait entraîner à sa suite le renouvellement de
l'air ; ils ne furent alors que de simples bains de vapeur un
peu compliqués dans leur application.

M. Junod abandonna bientôt ce moyen et se contenta d'avoir

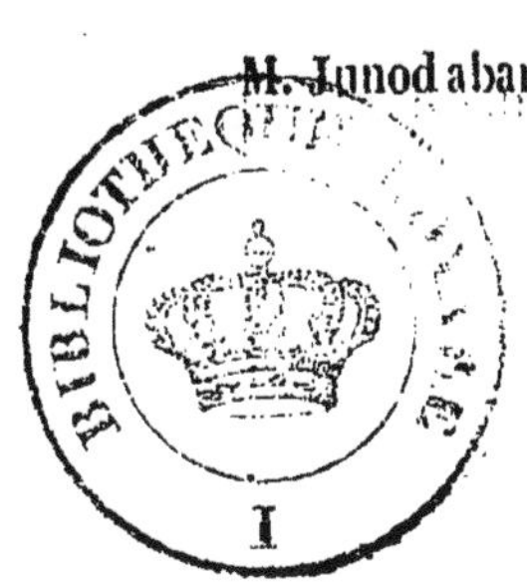

enrichi la thérapeutique d'un dérivatif très puissant, en faisant établir des appareils, qui sont à la ventouse de Celse ce que le portrait en pied est à la miniature.

C'est de ce point de vue seulement que cette idée fut généralement jugée et qu'elle mérita à son auteur, sur le rapport de M. Magendie, l'approbation de l'Académie des Sciences, et un encouragement de 2,000 francs décerné par l'Institut, en 1835.

Comme vous le voyez, le but et l'effet de ces appareils est de déplacer, de soustraire momentanément, sans en priver l'économie, une masse énorme de fluides, de les appeler à la périphérie; de gorger d'abord les vaisseaux capillaires sous-cutanés au détriment des branches et des troncs profonds, puis les uns et les autres aux dépens de tout le système vasculaire soustrait à l'action de la ventouse monstre; de faire éprouver ainsi, d'obtenir tous les effets et les avantages d'une saignée générale ou locale, sans laisser à sa suite cet état adynamique, cette prostration des forces si lentes à se réparer chez quelques sujets.

L'effet de ces ventouses n'est d'abord que de quelques

heures, mais il est facile de le soutenir et même de l'aug-
menter en répétant l'opération. Dans le cas contraire, les
liquides déplacés sont bientôt rappelés dans l'économie, et
par l'action de la force vitale, et par l'action de la colonne
d'air ambiant qui nous comprime et nous soutient de toutes parts. C'est donc une action toute physique, un résultat
tout mécanique. En opérant le vide, la pompe soustrait une
partie du corps à la pression de l'atmosphère, et les fluides
de l'économie soumis à cette pression se précipitent vers les
tissus renfermés dans la ventouse, les distendent, s'y accu-
mulent, et pourraient même amener leur déchirement si
l'action de la pompe, qui sert à opérer le vide, était soutenue
et prolongée au-delà des bornes que conseille la prudence
et qu'indique l'expérience à l'opérateur.

Il arrive quelquefois que dans les affections aiguës des
organes thoraciques et abdominaux, une métastase se dé-
clare subitement; une péritonite, par exemple, dispa-
raît entièrement en quelques heures pour faire place à un
vaste et profond phlegmon. Ce cas s'est présenté au com-
mencement de ma carrière militaire sur un maréchal-des-
logis de la garde, auquel j'ai dû pratiquer l'amputation de

la jambe. (Voir le *Journal de Médecine, Chirurgie et Pharmacie militaire*, 1829—1830.)

Que fait-on tous les jours, sinon imiter ce travail de la nature? Toutes les fois que des sinapismes, des vésicatoires sont placés sur les extrémités, ces dérivatifs, ces rubéfians ne sont-ils pas des métastases artificielles ? Eh bien ! la ventouse monstre produit une métastase. Ce point admis, vous voyez les cas dans lesquels elle peut être employée, et quel puissant adjuvant elle devient alors de la thérapeutique.

Dans les congestions cérébrales ou pulmonaires, de quelqu'espèce qu'elles soient, après avoir combattu les premiers accidens par les moyens antiphlogistiques, il arrive trop souvent que les accidens persistent; vous redoutez alors, avec raison, de recourir à de nouvelles émissions sanguines; vous craignez de rendre votre malade exsangue, d'enter une convalescence sans fin sur l'affection aiguë. C'est à ce moment que les rubéfians et les dérivatifs sont employés. A leur place, essayez hardiment la ventouse monstre, elle vous fera rarement défaut, et, en sauvant votre malade, vous lui épargnerez cette convalescence, plus terrible cent fois que la maladie qui l'a causée.

.Chaque fois que les ventouses monstres sont appelées à combattre une affection chronique, j'ai remarqué les circonstances suivantes : Après quelques minutes de l'action du vide, le membre s'engorge, se durcit, augmente de volume, les fourmillemens et la chaleur précèdent l'engourdissement de la partie, le pouls est fréquent, petit, serré, concentré, plus facilement dépressible. Si l'on persiste, le pouls réagit un instant, se développe, devient plein ; le malade a un peu de moîteur dans la paume des mains, il éprouve de l'anxiété, de l'agitation, une certaine inquiétude dans le membre, il a besoin de se remuer. L'on doit alors cesser ou laisser reposer le patient, car bientôt après arrive la syncope. Dans les affections aiguës, dans les pneumonies, par exemple, lorsque le pouls donne 130 à 140 pulsations, il n'est pas rare, surtout chez les enfans, de le voir ramené, dès la première application, à 100 et même à 80 pulsations.

Les effets que je viens de vous décrire, et dont vous vérifierez bientôt vous-même l'exactitude, arrivent également aux forts comme aux faibles, aux malades comme aux individus en état de santé. Cependant, je dois dire que l'action de l'appareil est mieux supportée en général par les femmes que par les hommes ; que chez ceux-ci les effets sont plus prompts, que le mercure dans le manomètre ne dépasse ja mais 15 à 18 degrés au plus, tandis que les femmes supportent facilement un vide de 20 à 22 degrés.

Je n'ai pas, je vous prie de le croire, la prétention d'indiquer ici les cas dans lesquels vous devez recourir à la ventouse monstre; votre haute expérience saura bien juger et décider de sa nécessité. Mais je puis vous dire ce que j'ai vu et rappeler les circonstances où elle a le mieux réussi.

Au nombre de celles-ci sont les congestions chroniques ou aiguës du cerveau et de ses dépendances. Seulement, dans ces cas particuliers, l'action de la ventouse monstre est plus lente et demande à être soutenue avec de la persistance; mais l'effet en est presque toujours certain.

Dans les affections aiguës des différentes voies aériennes comme l'amigdalyte, l'angine, la laryngite, les affections des bronches et des plèvres, le résultat de cet auxiliaire est prompt et étonnant.

Dans l'aménorrhée simple il est aussi tout-puissant ; si elle se complique de chlorose, la ventouse monstre n'est plus alors qu'un adjuvant ; c'est à la thérapeutique à modifier l'organisme, à disposer, à préparer la matrice , dont la ventouse viendra ensuite déterminer la fonction , en appelant le flux menstruel.

Pour me résumer et conclure, je dis que les grandes ventouses de dérivation seront presque toujours suffisantes pour déterminer l'avortement de toute congestion prise à son début, pour obtenir la résolution de toute inflammation qui aura son siége dans un organe ou dans une portion d'organe peu importante et éloignée du point où la ventouse doit être appliquée. Telles sont les amygdalites, les angines, les céphalalgies, les conjonctivites, les céphalites légères, etc.

Je dis qu'elles seront d'un grand secours dans les congestions pulmonaires, quelque nom que vous leur donniez ; qu'elles seront en général suffisantes pour faire cesser l'aménorrhée ; que jointes aux préparations martiales, elles aideront et détermineront le travail de la nature dans la chlorose aménorrhéenne.

Je dis encore que dans l'apoplexie, elles suffiraient seules pour faire cesser les accidents, si une application aux quatre

membres pouvait être faite aussi vîte qu'on obtient une dé-
plétion sanguine à l'aide de la saignée ; mais employées après,
elles dispenseront d'y recourir de nouveau et consolideront
la guérison.

Telle est, Monsieur et honoré confrère, ma pensée sur
l'hémospasie, sur son application et sur son action. Mon dé-
sir, en vous soumettant mes idées, a été de faire, s'il se
peut, un prosélyte; de vous convertir à là méthode dériva-
tive, de vous démontrer la puissance de cet agent thérapeutique. Je sais que l'apôtre le plus fervent n'est pas toujours
le plus habile, et que la foi donne le courage sans donner la
force. Mais si je n'ai pu réussir à vous convaincre entièrement, j'aurai du moins la consolation d'avoir contribué,
autant qu'il était en moi, à répandre l'application des Appareils pneumato-hémospasiques.

Agréez, etc.

LETELLIER,

D.-M.

Imprimerie de Appert, Passage du Caire, 54.

9 782019 287368